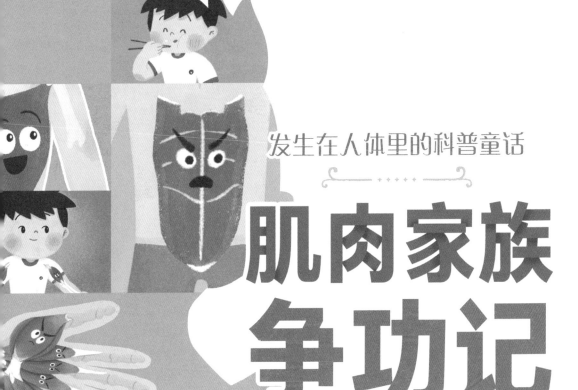

发生在人体里的科普童话

肌肉家族争功记

赵静 著   李依芯 刘朝阳 绘

人民卫生出版社
·北京·

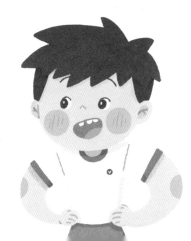

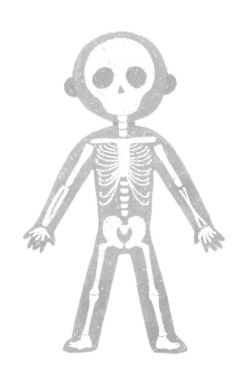

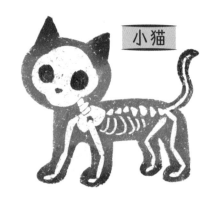

小猫

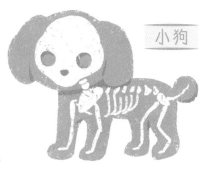

小狗

人的样子为什么不像小猫、小狗、小鱼的样子呢?

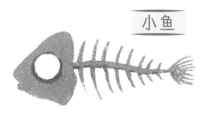

小鱼

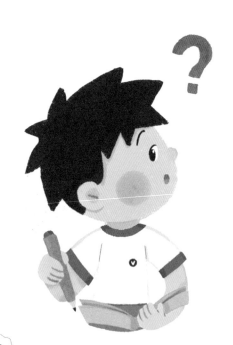

那是因为人体的骨骼有它独有的特点,它构成了人体的支架。人体的骨骼与小猫、小狗、小鱼的骨骼都不一样,所以,人的样子才与小猫、小狗、小鱼的样子不同。

人为什么会做很多动作？比如我们可以走路、跑步、吃饭、搭积木、写字……

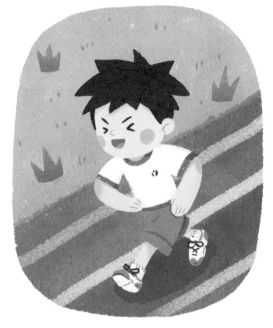

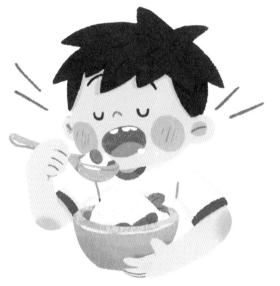

那是因为肌肉和骨骼在帮助我们运动。

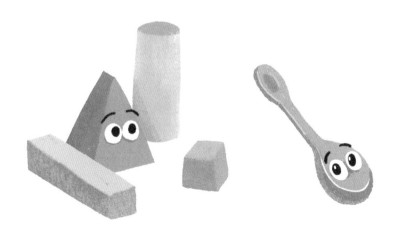

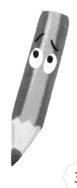

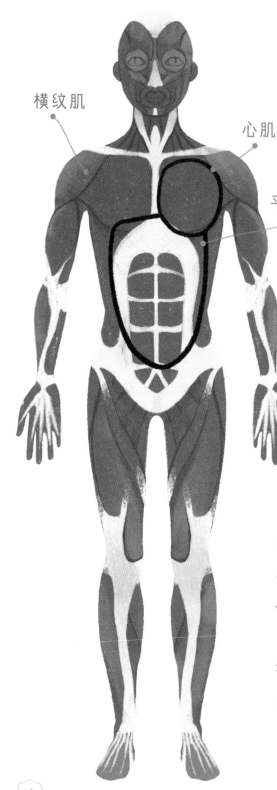

横纹肌

心肌

平滑肌

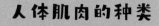你知道吗

人体肌肉的种类

　　人体肌肉主要分为三种：横纹肌、平滑肌、心肌。

　　横纹肌主要是骨骼肌，它们的肌纤维都有横纹，属于运动系统；平滑肌的肌纤维没有横纹，主要分布在内脏和血管壁，它们属于消化系统、呼吸系统、泌尿系统、心血管系统等；心肌纤维有横纹，并具有维持心脏持续跳动的特殊功能，它属于心血管系统。

　　骨骼肌多附着于骨，在神经系统的指挥下收缩或伸展，以关节为支点牵引骨骼改变位置，因此，人才会做出各种动作。

　　骨骼通过骨连结相连，它们和骨骼肌一起构成了人体的运动系统。

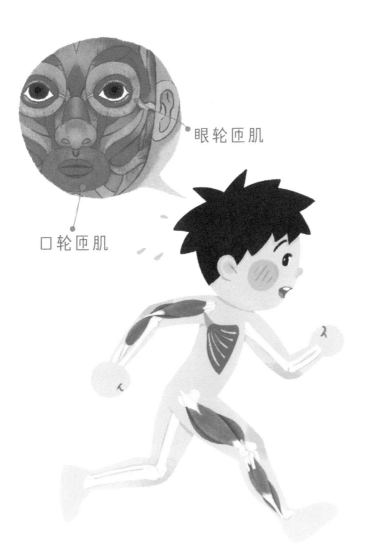

眼轮匝肌

口轮匝肌

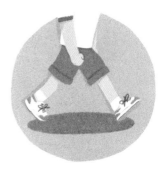

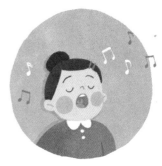

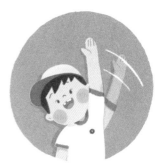

人体肌肉的种类

　　只有附着在骨骼上的横纹肌，才叫骨骼肌，它们占横纹肌的大部分。人体还有一小部分横纹肌，比如眼轮匝肌、口轮匝肌，它们直接附着在其他肌肉上，所以不属于骨骼肌，但仍属于人体的运动系统。

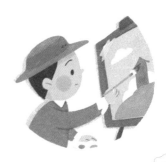

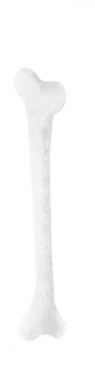

我和横纹肌配合，支撑起人体的基本形状。

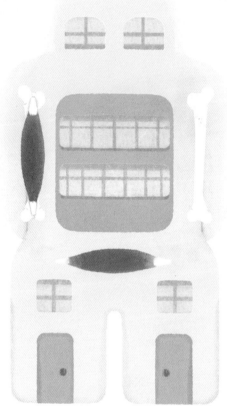

我和骨骼配合，支撑起人体的基本形状。

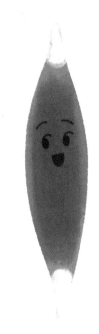

　　运动系统的首要功能当然就是运动啦。简单的运动有摆手、走路、跑步等，高级的运动有唱歌、做作业、绘画等。

　　运动系统的第二个功能是支持身体。

　　"支持"，就是"支撑"和"维持"的意思。骨骼和横纹肌能支撑起人体的基本形状，如头部、颈部、胸部、腹部、四肢等，并能维持人体的各种姿势。

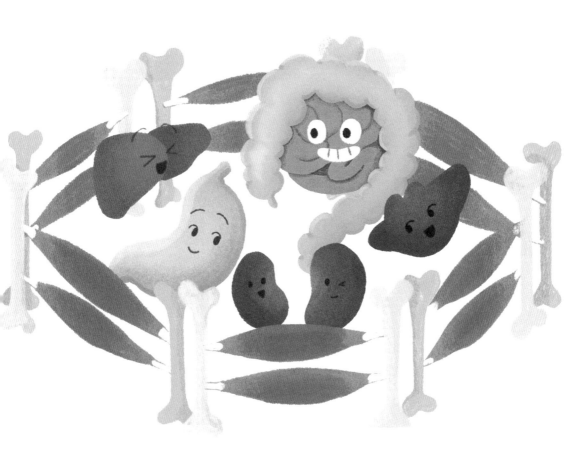

我们会保护
身体！

运动系统的第三个功能是保护身体。

坚硬的骨骼和结实的横纹肌，在人体内形成了多个空腔，如颅腔、胸腔、腹腔和盆腔等。这些空腔能够保护里面的各种器官，如脑、心、肺、肝、脾、肾、大肠和小肠等。

总之，整个运动系统，骨骼是支撑，横纹肌是动力，关节是枢纽。

好了，介绍完运动系统和各类肌肉，让我们一起来听听小主人公强强的故事吧。

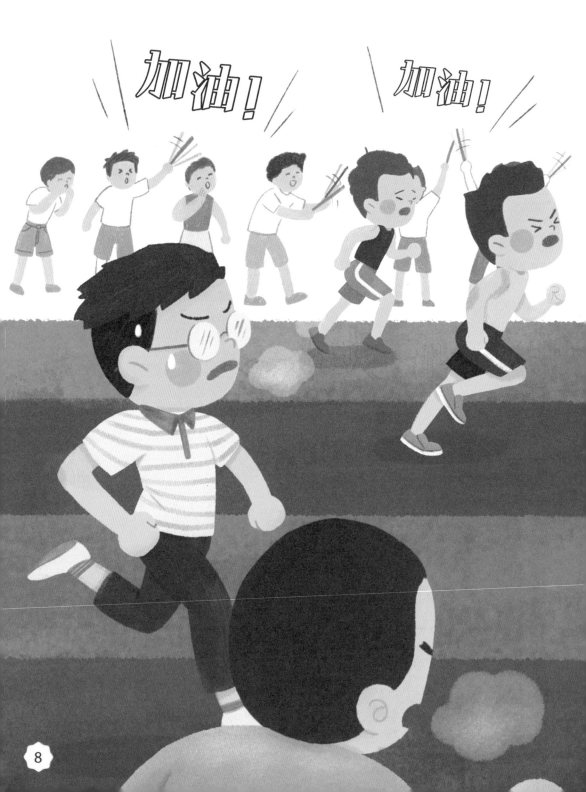

"加油！加油！"

幼儿园的操场上，小朋友们喊声震天。

红色的跑道上，小运动员们争先恐后，跑得飞快，强强冲在最前面，像一只追赶羚羊的小豹子。

最终，在这次运动会上，强强获得了男子组50米赛跑第一名。

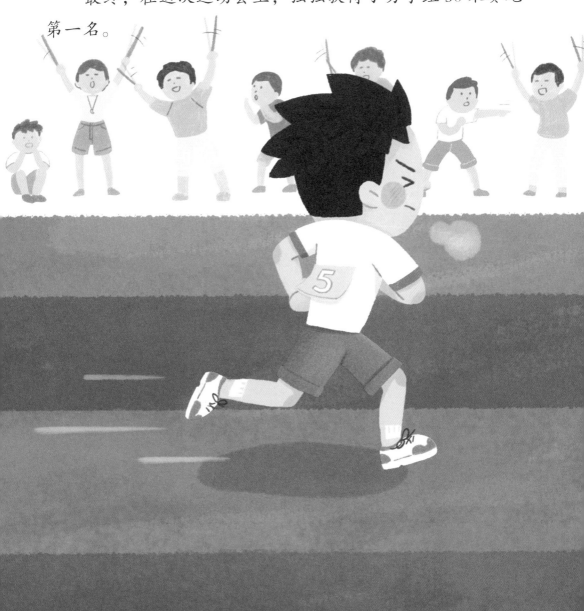

从领奖的那一刻起，强强的手就没离开过奖状，直到妈妈端出了香喷喷的水煎包。

"妈妈，第一名就是冠军，你明白吗？"这句话，强强都说了好多遍了。

"嗯，我明白，非常明白！"这句话，妈妈也不知回答了多少遍。妈妈的高兴劲儿，其实一点儿也不比强强少。

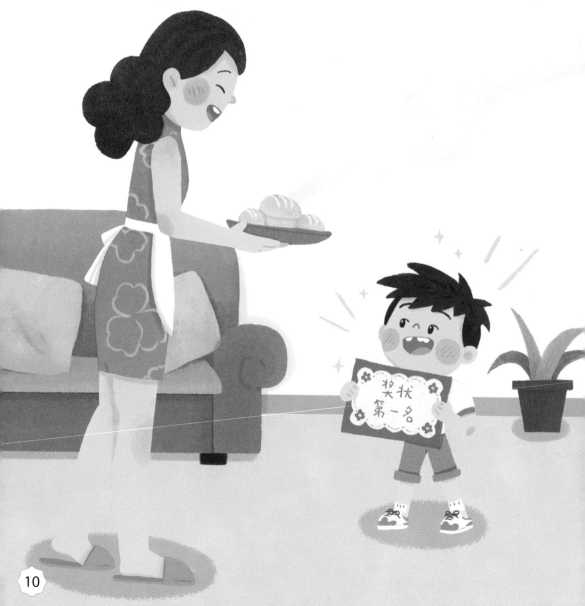

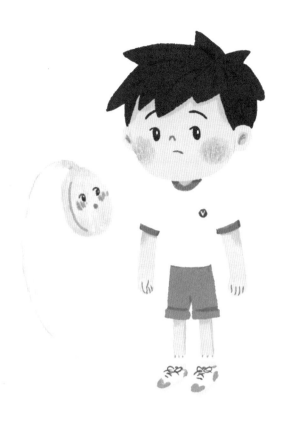

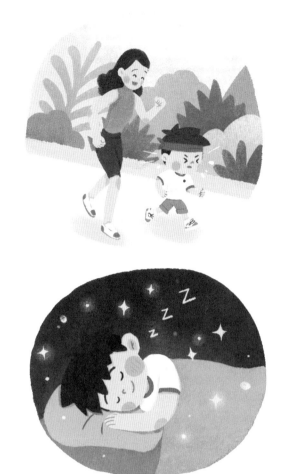

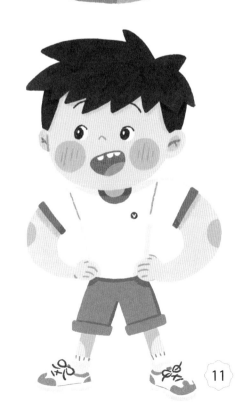

　　两年前，强强的身体很瘦弱，像根豆芽菜，经常生病，也不能正常上幼儿园。

　　于是，妈妈坚持带着强强跑步，锻炼身体。之后，强强不仅吃饭香了，睡觉甜了，生病也少了，身体真的变强壮了。

　　哈哈，今天夺得男子组50米赛跑冠军，就是最好的证明！

"我要去看动画片了，好好奖励一下自己！"吃完晚饭，强强一抹嘴站了起来。

"哎呀！"强强痛苦地叫了一声。

"怎么啦？"妈妈紧张地看着强强。

"腿疼！"强强皱起了眉头。

原来，由于赛跑时的剧烈运动，强强小腿的肌肉有点儿拉伤。妈妈赶紧把凉毛巾敷在他的小腿上，并帮强强打水洗脚。

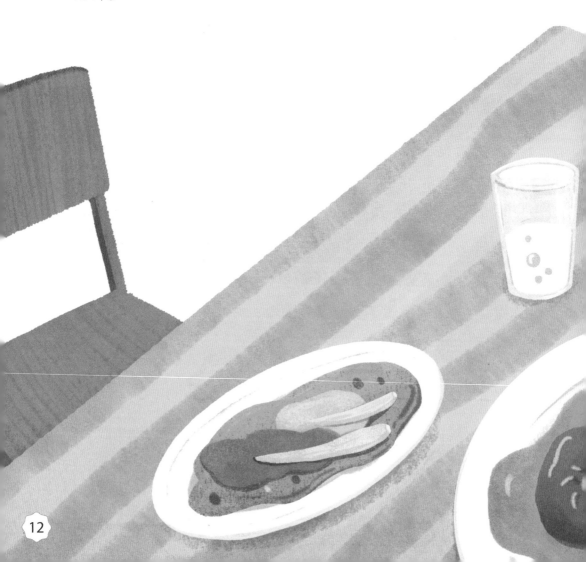

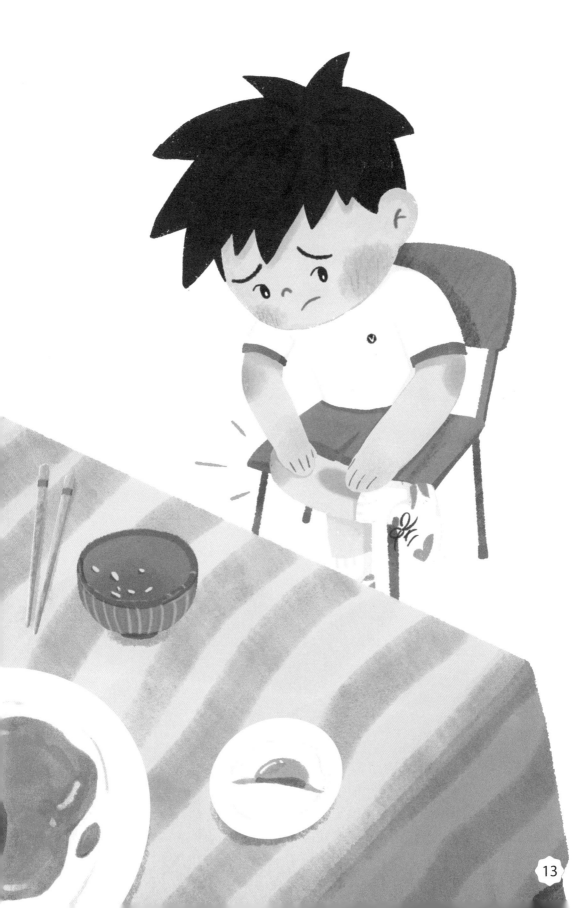

拉伤后的注意事项

1
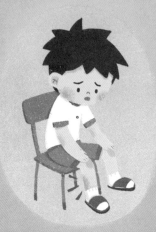

立即休息，以免拉伤加重。

2
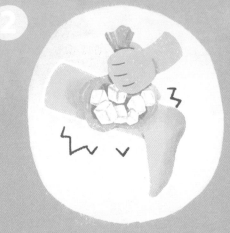

先冷敷。这样可以减少出血，缓解疼痛和肿胀。而且，冷敷越早，恢复越快。

3
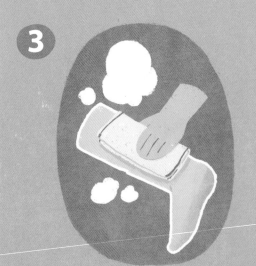

后热敷，并且最好是在2天以后。这时热敷，能加快血流速度，减少淤血。（先冷后热，千万别错。）

4
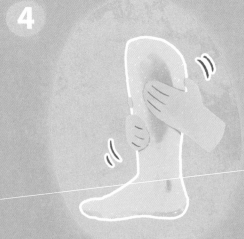

等拉伤部位消肿后，再轻拍或按摩。

"妈妈，我舒服多了！"强强一笑，露出了豁牙。

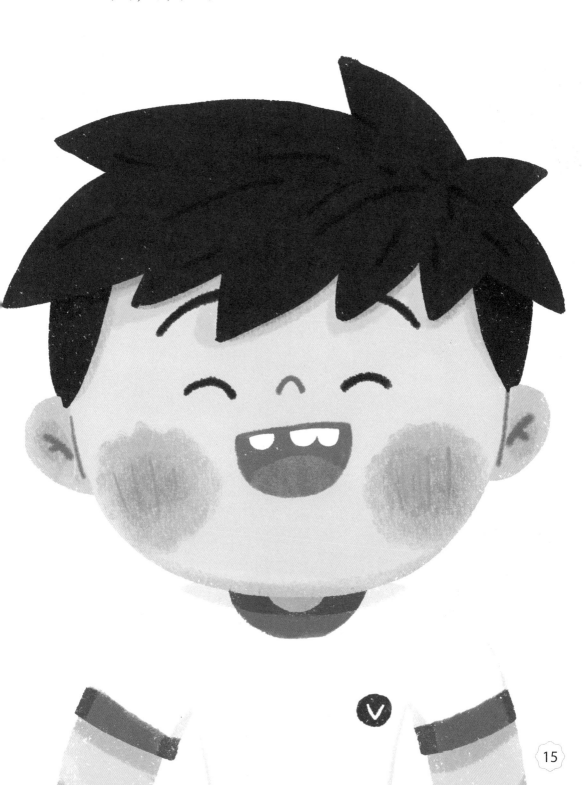

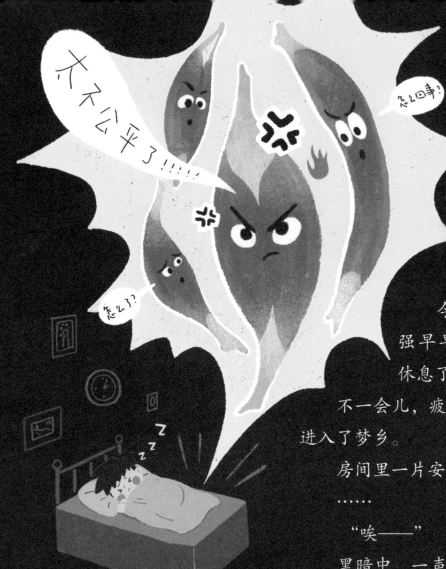

今天晚上强强早早地就上床休息了。

不一会儿，疲劳的强强就进入了梦乡。

房间里一片安静。

……

"唉——"

黑暗中，一声叹息打破了宁静。

原来是强强大腿上的股直肌还没睡着，在那儿生闷气呢！

"太不公平了！"股直肌愤愤不平地说。

"怎么回事？"其他部位的肌肉，异口同声地问道。

"小主人今天跑步得了第一名，我们大腿上的股四头肌天团才是真正的主力，奔跑过程中的哪个时刻离得开我们？可是，只有小腿和脚上的肌肉得到了照顾！我不服气！"作为"天团一哥"的股直肌抱怨道。

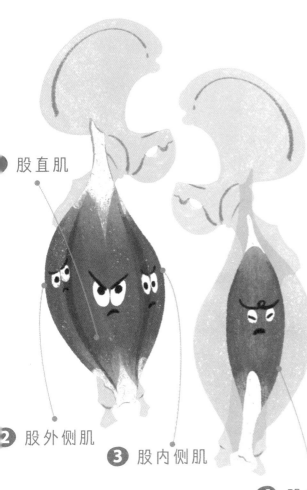

① 股直肌

② 股外侧肌

③ 股内侧肌

④ 股中间肌

"是啊，要不是我们大腿肌肉奋力屈伸，小腿能动吗？两只脚能抬得起来吗？"紧靠在股直肌外侧的二哥股外侧肌附和道。

"就是嘛，虽说小腿和脚有功，可论主要贡献，不还得是我们吗？"站在股直肌内侧的三哥股内侧肌也很不满。

"哥哥们说的对！"一直躲在大哥身后的四弟股中间肌也不甘沉默。

你知道吗？

股四头肌
（股，在汉语里有"大腿"的意思。）

股四头肌是人体最大、最有力的肌肉之一。它位于大腿前侧，由股直肌、股外侧肌、股内侧肌、股中间肌组成。股四头肌可以帮助人体站立、行走、奔跑。

与全身大多数骨骼肌一样，股四头肌也有左、右两块。上图中描绘的是右侧股四头肌。

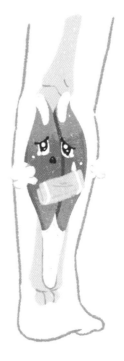

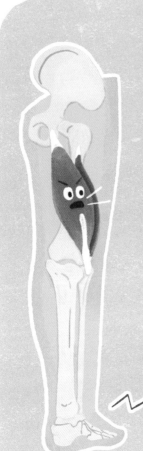

听见吵闹声，小腿上受伤的腓肠肌指了指疼痛的部位，赶紧解释道："因为我们受了伤，才被多照顾了一些，大家就不要再争了。"

"谁争啦？照顾你们，我们没意见，但大家都做了贡献，就该公平对待嘛。我们要的是公平！"大腿后外侧的股二头肌，也很理直气壮。

"别搞错了，小主人赛跑的时候，你们全都高高在上，是我们不辞辛苦地背着你们跑步。多受一点儿照顾，难道不应该吗？"脚上的一些肌肉群情激愤，也开始了反驳。

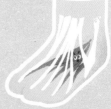

臀大肌扭动着肥厚的身体，闷声回应道："喂，脚上的兄弟们，你们这样说就不对了吧？小主人坐着的时候，我不也一样被压在下面吗？我要求被多照顾了吗？"

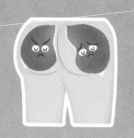

臀大肌

臀大肌位于臀部，它能调节大腿的运动，还有助于保持身体平衡。因为它长得很肥厚，所以"幸运"地成为了肌肉注射的常用部位。

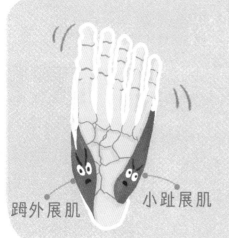

蹈外展肌　　小趾展肌

"喂，臀大肌，你们块头大、力气大，压一会儿算什么？还跟我们计较，真不害臊！"脚底两侧的小趾展肌和蹈外展肌，毫不客气地发出指责。

"块头大，就不需要公平吗？块头大，就该受歧视吗？块头大，就活该挨打吗？"臀大肌显然被激怒了。

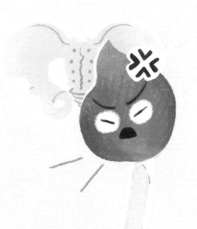

可怜的臀大肌，一定回想起了强强摔个屁股墩儿的时候，遭罪的总是它。

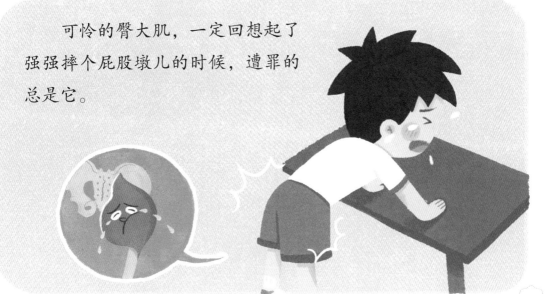

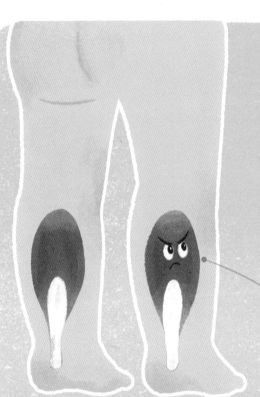

"老兄，别净挑委屈的说。这几年小主人跑步锻炼身体，你也没少享受按摩。就算我们今天受了点儿特殊待遇，那还不是因为受了伤，别那么小气！"小腿上的比目鱼肌批评道。

你知道吗

比目鱼肌

比目鱼肌，因形似比目鱼而得名。它强健有力，能帮助人体站立、行走、奔跑、跳跃，是小腿的重要结构之一。

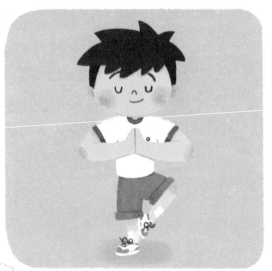

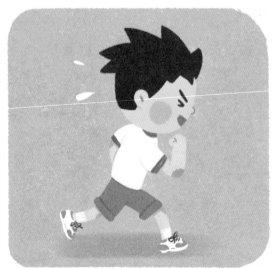

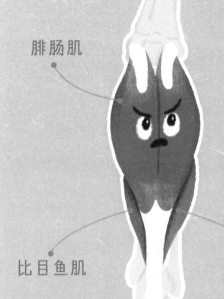

腓肠肌

比目鱼肌位于腓肠肌深部，左右两边各有一条，与腓肠肌合称小腿三头肌。

我们是"小腿三头肌"。

比目鱼肌　　　　　比目鱼肌

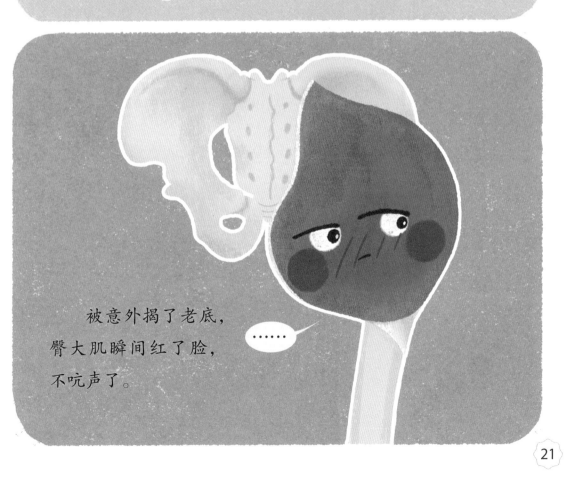

被意外揭了老底，臀大肌瞬间红了脸，不吭声了。

……

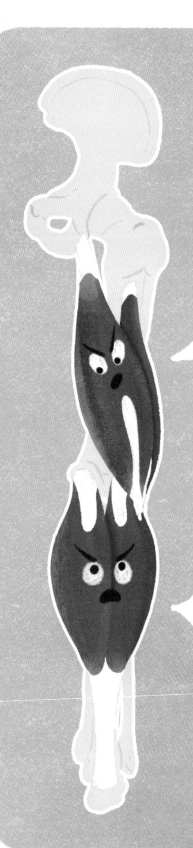

　　这时，股二头肌岔开了比目鱼肌的话头："其实，你们小腿的许多动作，都是靠我们大腿肌肉协助的。比如，伸小腿，需要股四头肌配合；屈小腿，需要股二头肌配合……总之，小腿的活动离不开我们大腿肌肉的帮助。"

　　"那脚的活动还离不开我们小腿肌肉的帮助呢！"听大腿上的股二头肌这么说，小腿上的腓肠肌也不甘示弱。

"哎呀，我能力不足，功劳实在抢不上，只能盼着跟两位邻居沾点儿光了……"隐居在腓肠肌和比目鱼肌之间的跖（zhí）肌，悄悄嘟囔着。

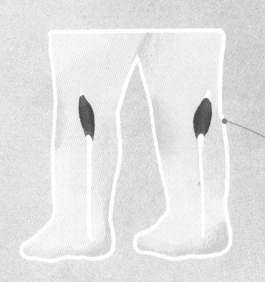

跖肌

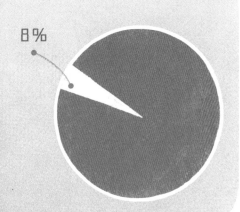

你知道吗 ❓

跖 肌

跖肌属于退化的肌肉，除了协助腓肠肌和比目鱼肌，别的用处很少，甚至 8% 左右的人都没有这块肌肉。真实的跖肌，肌腱细长，肌腹比画中更加短小。

8%

这时，上臂的肱二头肌，冷冷地插话道："哎哟喂！听你们这么一吵，就好像小主人的冠军，都是你们下半身肌肉的功劳，没别人什么事似的！告诉你们，要是没有我们上臂肌肉的辛勤劳动，两条手臂根本就没法摆动配合，小主人肯定跑不快、跑不稳！"

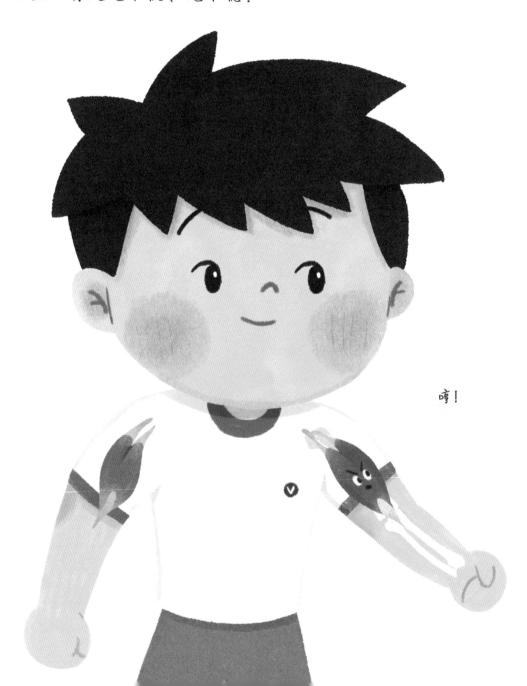

哼！

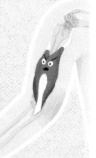

"是啊！是啊！是我们兄弟齐心协力，才保证了小主人的身体平衡。要是平衡都做不到，总摔倒，怎么冲刺，怎么夺冠？所以呀，我们的功劳最大！"躲在上臂后面的肱三头肌，也跟着嚷嚷起来。

你知道吗 ?

肱三头肌

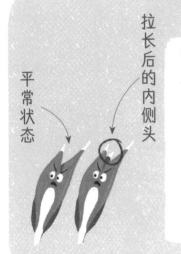

平常状态

拉长后的内侧头

肱三头肌有三个"头"：长头、外侧头和内侧头。内侧头位于其他两个"头"的更深一层，并且起点比它们都低，经常被挡住。（为了让肱三头肌更直观，左图中特意把常常隐蔽起来的内侧头拉长，让大家同时看到了这三个"头"。）

"摆臂时，大臂肌肉确实有用，但小臂肌肉也不是'吃干饭的'！"作为小臂肌肉们的发言人，肱桡（ráo）肌据理力争。

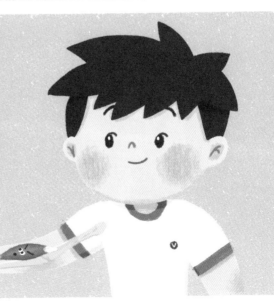

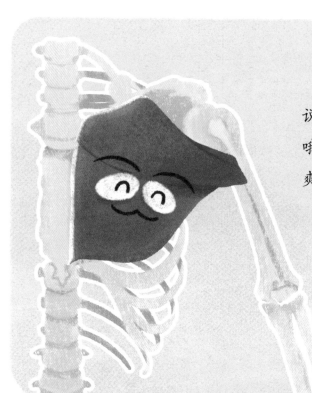

"哈哈，要是这么说，我也有很大贡献哦！"健壮的胸大肌豪爽地挺了挺身说。

"没错！胸大肌在前，我在后，我们配合默契，手臂摆得才更有力！哈哈！"宽大的背阔肌也爽朗地笑起来。

"光控制胳膊怎么够用？小主人奔跑的时候，脑袋、脖子、肩膀，还有后背，哪个部位不需要协调合作？所以，对这些地方都有控制权的我，居功至伟。"块头不小的斜方肌不失时机地插话道。

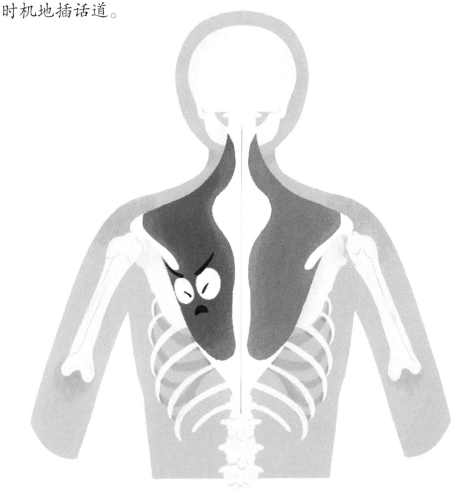

斜方肌

　　斜方肌，单侧像一个三角形，双侧组合起来像一个倾斜的方形，能参与人体头颈部、肩背部的很多活动。

　　上课时，为了预防驼背，老师常常要求小朋友们抬头、坐直。而这种有益健康的坐姿，正是通过两侧的斜方肌同时收缩做到的。

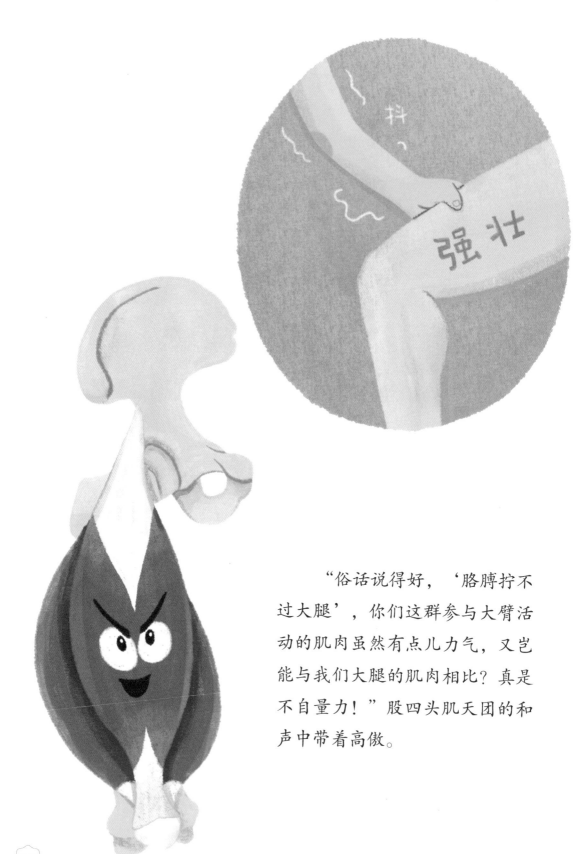

"俗话说得好，'胳膊拧不过大腿'，你们这群参与大臂活动的肌肉虽然有点儿力气，又岂能与我们大腿的肌肉相比？真是不自量力！"股四头肌天团的和声中带着高傲。

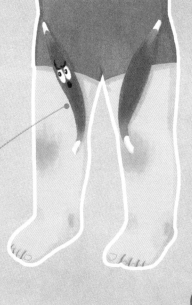

"我同意！我们才是大力士！"同为大腿肌肉的缝匠肌立即出言力挺。

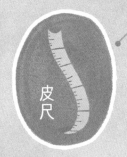

皮尺

缝匠肌

缝匠肌是人体最长的肌肉，它长得很像一条扁平的长丝带。由于这个形状跟裁缝用的皮尺比较像，所以，这块肌肉被命名为"缝匠肌"。

缝匠肌很有用，能参与髋关节、膝关节、大腿、小腿的很多动作，比如盘腿、踢毽子等等。

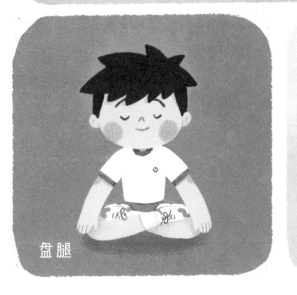

盘腿

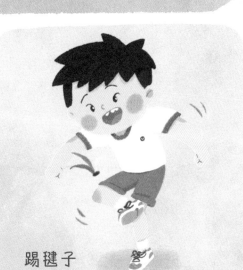

踢毽子

"得了吧，这年头，可不光比力气。力大不如力巧，没有我们的巧劲儿，小主人怎么弹琴、写字、穿衣、吃饭呢？"手上的肌肉们反唇相讥。

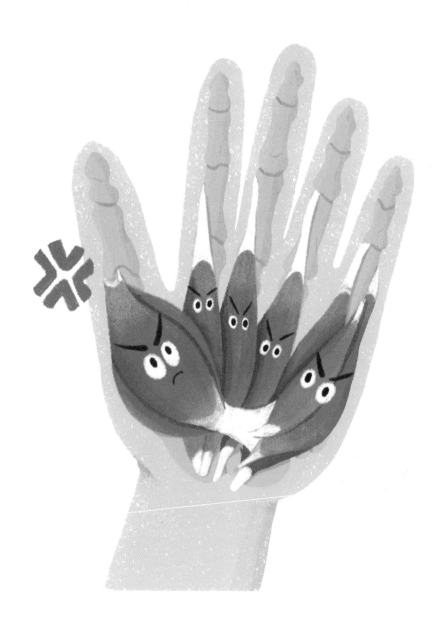

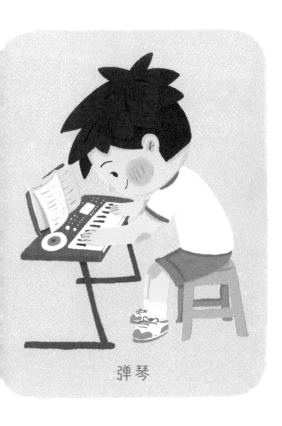

弹琴

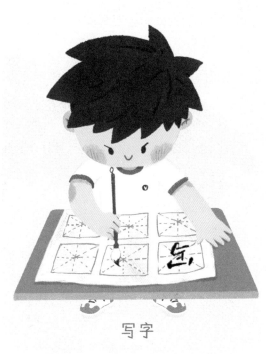

写字

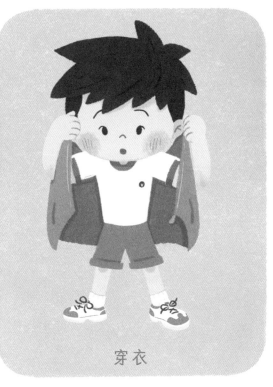

穿衣

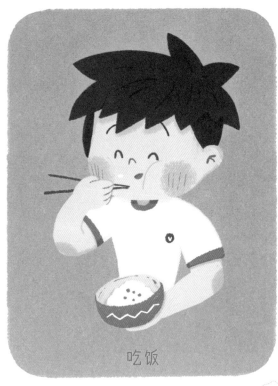

吃饭

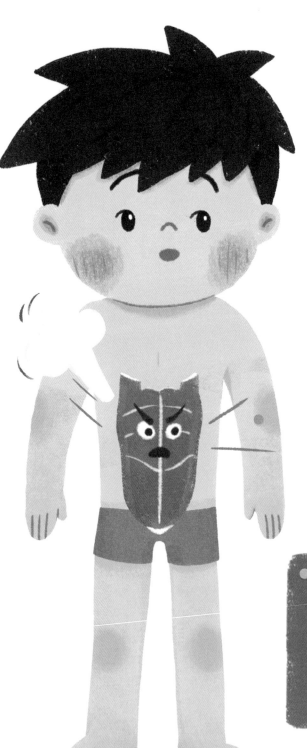

听闻此言，腹肌们"忽"地全"站"了起来，其中，比较靠前的腹直肌愤愤地说："我们没用吗？我们增强了小主人腹部的力量，保护了他的内脏……"

腹直肌话音未落，咀嚼肌小分队的代表——咬肌和颞肌，就紧跟着发表了意见："都不要说啦！没有我们，小主人吃饭喝水都成问题，你们这些肌肉，哪还能有力气呀？"

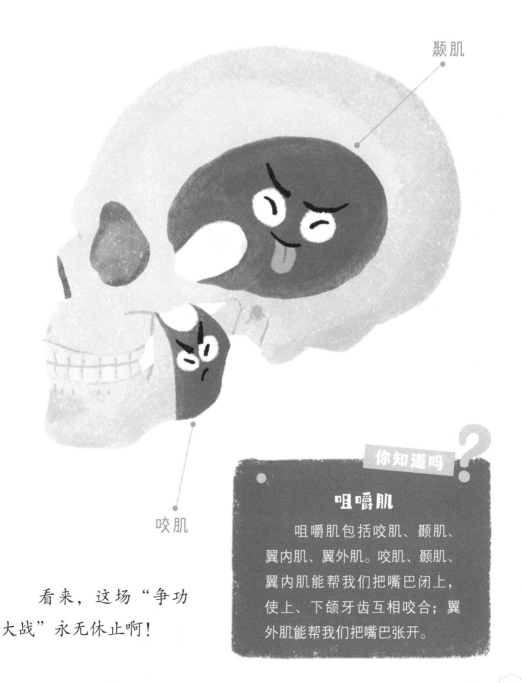

颞肌

咬肌

看来，这场"争功大战"永无休止啊！

你知道吗 ?

咀嚼肌

咀嚼肌包括咬肌、颞肌、翼内肌、翼外肌。咬肌、颞肌、翼内肌能帮我们把嘴巴闭上，使上、下颌牙齿互相咬合；翼外肌能帮我们把嘴巴张开。

咳！咳！

　　"咳咳——"黑暗中传来一阵咳嗽声。

　　"嘘——别吵了，司令来了！"控制嘴唇的口轮匝肌轻声说。

嘘——
别吵了，
司令来了！

口轮匝肌

　　口轮匝肌像个"环"一样把人类的嘴巴围绕起来，它可以保持嘴唇以及面部的正常形态，并帮我们努嘴、吹口哨、吞咽、吮吸、咀嚼、发音等。

原来是德高望重的大脑出现了，"司令"是肌肉们对他的尊称。

　　肌肉们立即安静下来，等候司令发话。

　　"咳咳——"大脑清了清嗓子，"伙计们，刚才听了你们的争论，我也想说两句。"

　　肌肉们个个仰首倾听。

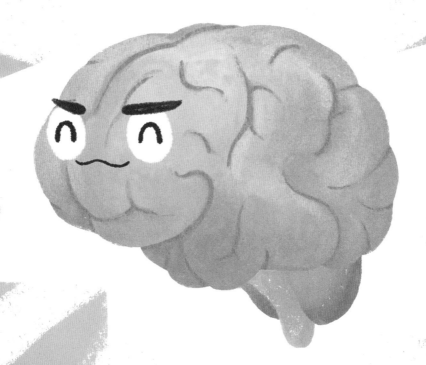

　　"你们这样吵来吵去的，多伤和气啊！其实，人体的六百多块肌肉，都是一个整体、一个团队。"司令语重心长地说。

"你们好好想一想，小主人的哪个动作，不是很多肌肉共同努力的结果呀？就拿今天的赛跑来说吧，从头到脚，不论你们这些参与争论的，还是那些没发言的，哪一块肌肉都没少出力，大家相互支持，处处体现了良好的团结精神。比如，脚的许多动作都是由小腿肌肉们出力完成，小腿的好多活动都是由大腿肌肉们出力完成，为了胳膊的摆动，胸大肌、背阔肌也没少使劲儿嘛！"司令果然公平公正。

　　"是啊！是啊！"听到司令表扬，肌肉们都相视点头，偷偷地笑了。

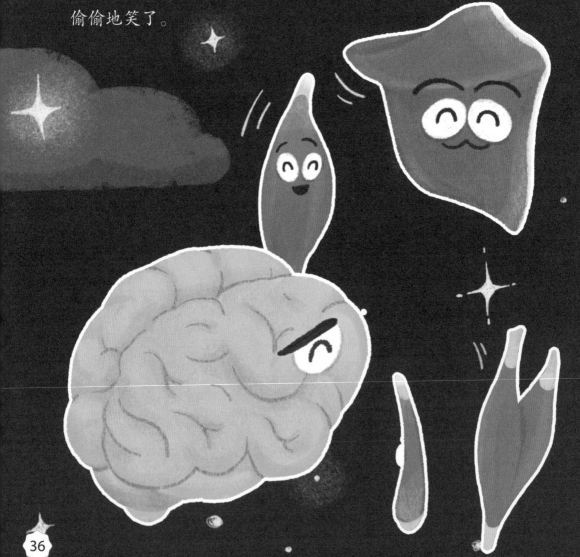

"当然啦！"司令话锋一转，"每块肌肉所出的力气还是有大有小的，贡献嘛，也是有区别的。"

肌肉们屏住呼吸，紧张起来。

"譬如这次赛跑，脚和腿部的肌肉，贡献确实多一些，但如果换成提东西，手臂肌肉当然就得多做贡献啦；要是扛东西，肩部、背部的肌肉肯定也要贡献更多。"

这些部位的肌肉，都轻轻地点了点头。

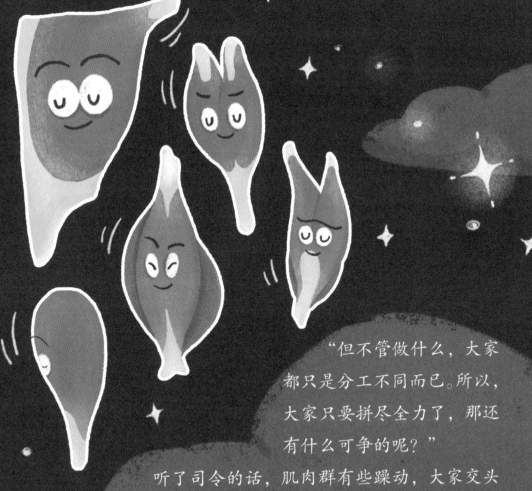

"但不管做什么，大家都只是分工不同而已。所以，大家只要拼尽全力了，那还有什么可争的呢？"

听了司令的话，肌肉群有些躁动，大家交头接耳起来。

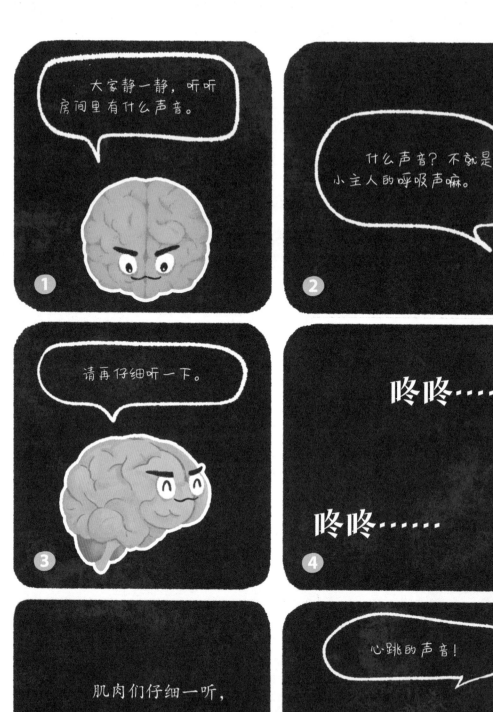

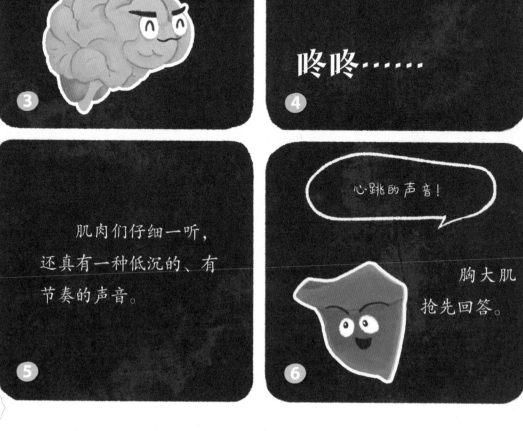

"对！就是心脏跳动发出的声音！这是心肌工作的声音！"大脑语气肯定，提高了音量，"今天小主人赛跑，心肌的工作强度也很大，可当大家争论的时候，它仍然在默默地工作，一刻也没有停歇。相比之下，大家还有什么可抱怨的呢？"

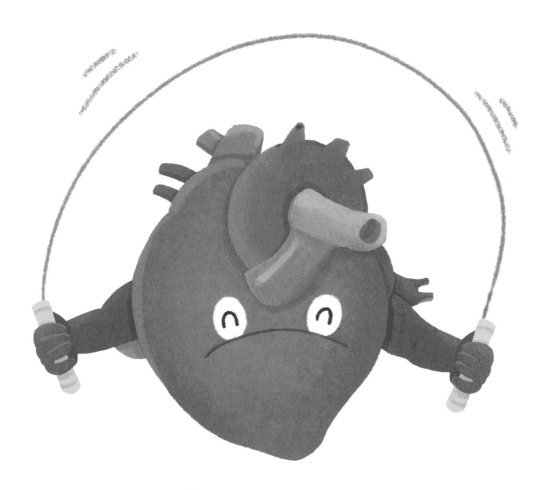

最先引发争执的股直肌，还有参与其中的股二头肌、肱二头肌、比目鱼肌等几块肌肉，脸色开始发红了。

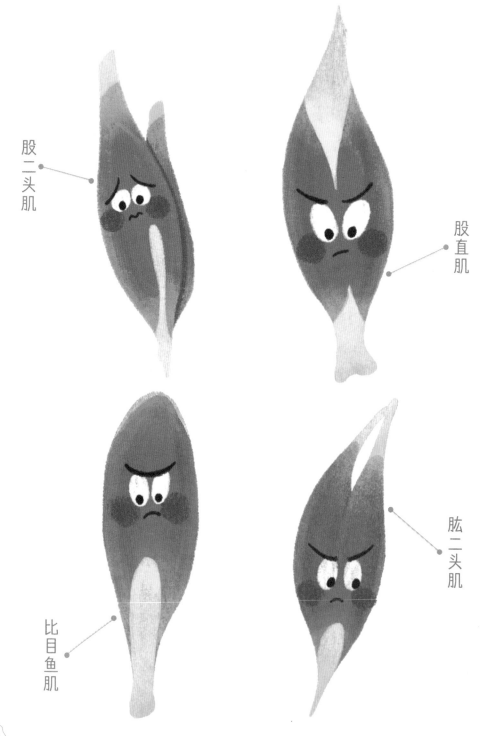

股二头肌

股直肌

比目鱼肌

肱二头肌

"大家再看看，所有骨骼肌都要依附的骨骼兄弟们，在这次短跑比赛中，它们也立下了汗马功劳，可是，它们为自己争功了吗？"司令又说道。

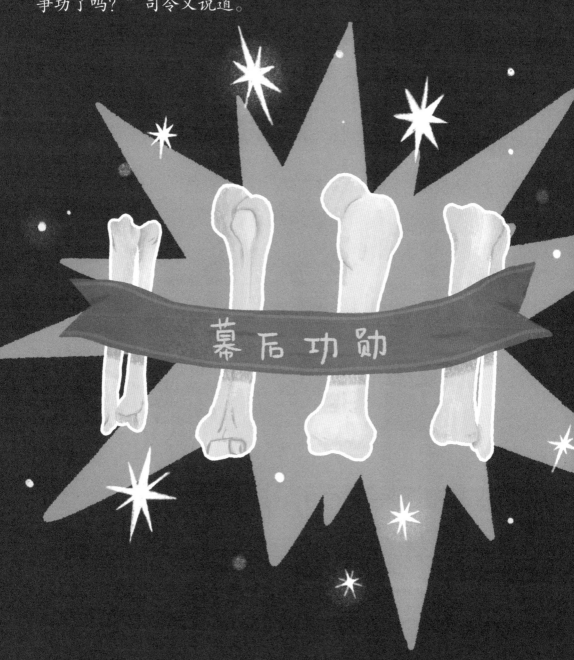

幕后功勋

肌肉群里一片寂静，大家低着头，谁也不说话。

"最后，我想说的是，小主人敷小腿、洗脚，并不是偏心眼儿，这对大家都有好处。"大脑的语气不容置疑。

　　"啊？"肌肉们露出不解的神情。

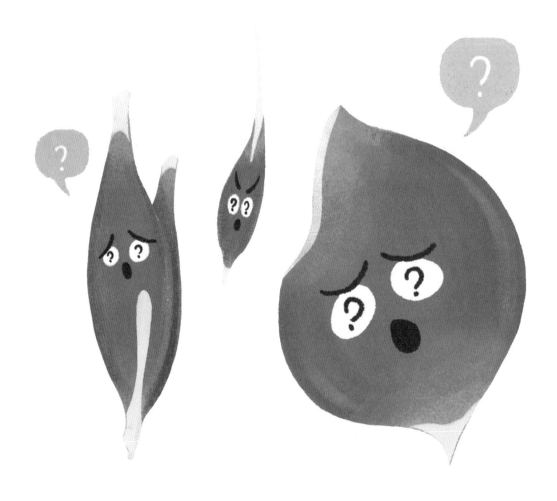

"人体的血管遍布全身的肌肉群。也就是说，血液会将营养物质和氧气输送到全身各器官组织。"大脑加重了语气，"但如果小主人的脚持续疲劳、小腿受伤的肌肉长时间肿胀，血液就会流通不畅，大家就都会受到影响。与此相反，洗脚、敷小腿，加上几天之后的按摩，能改善血液循环，使全身肌肉都获得充足的营养并得到放松。所以，这不仅不是偏心眼儿，简直就是公益行动！"

　　"哦！"肌肉们似乎有点儿明白了。

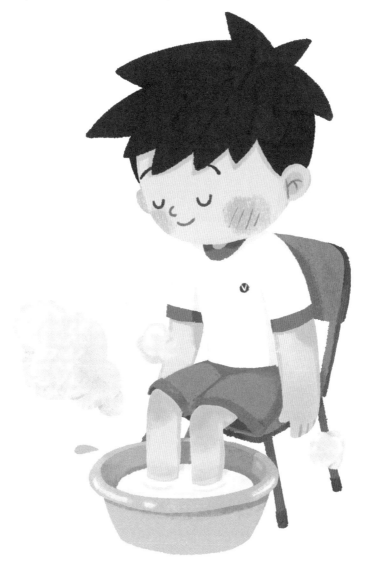

大脑扫视了一眼肌肉群，继续高声说道："大家不相信的话，就放松一下自己，看看这一天的疲劳和坏情绪，是不是好多了。"

肌肉们开始放松下来……

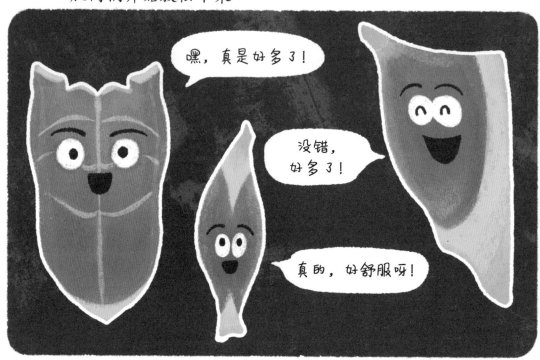

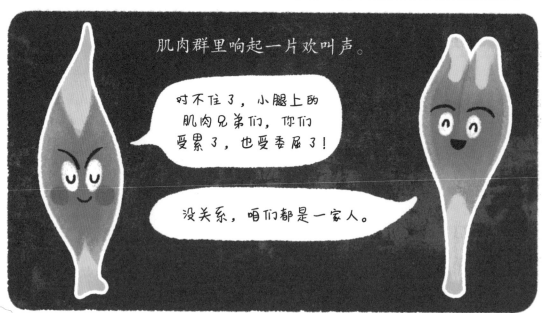

看着肌肉们相互理解，重归于好，大脑露出了满意的笑容。

"好了，时候不早了，为了小主人明天能继续生龙活虎地玩耍，大家赶紧休息吧！"大脑发出了指令。

"好嘞！"肌肉们异口同声地回答道。

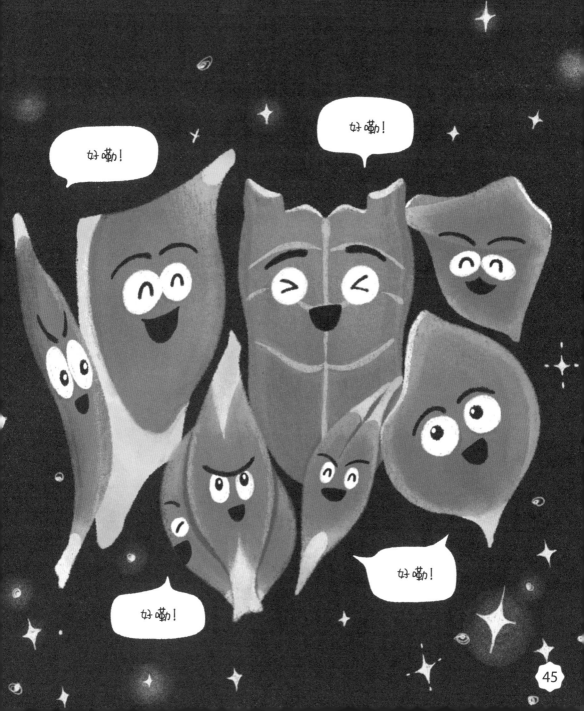

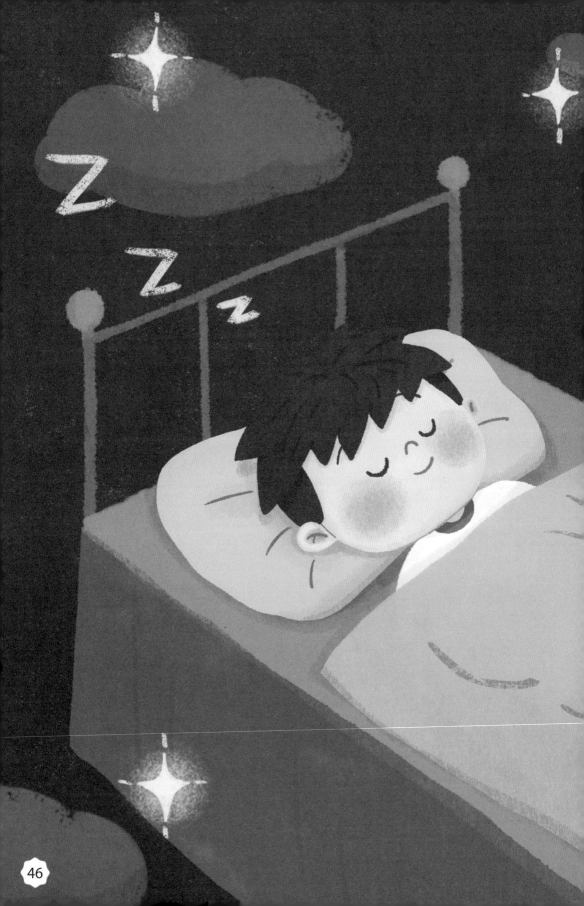

房间里又恢复了宁静，只有强强均匀的呼吸声和香甜的酣睡声。

咕噜！

什么声音？

哦，是强强翻了一个身——刚刚还蜷缩的四肢，现在都伸展开了。

嗯，强强的睡姿很舒展！

图书在版编目（CIP）数据

肌肉家族争功记 / 赵静著；李依芯，刘朝阳绘. —
北京：人民卫生出版社，2024.4
（发生在人体里的科普童话）
ISBN 978-7-117-34894-2

Ⅰ. ①肌… Ⅱ. ①赵… ②李… ③刘… Ⅲ. ①肌肉—
儿童读物 Ⅳ. ①R322.7-49

中国国家版本馆 CIP 数据核字（2023）第 113962 号

人卫智网	www.ipmph.com	医学教育、学术、考试、健康， 购书智慧智能综合服务平台
人卫官网	www.pmph.com	人卫官方资讯发布平台

发生在人体里的科普童话
肌肉家族争功记
Fasheng Zai Renti Li de Kepu Tonghua
Jirou Jiazu Zhenggongji

著：赵　静
绘：李依芯　刘朝阳
出版发行：人民卫生出版社（中继线 010-59780011）
地　　址：北京市朝阳区潘家园南里 19 号
邮　　编：100021
E - mail：pmph @ pmph.com
购书热线：010-59787592　010-59787584　010-65264830
印　　刷：北京盛通印刷股份有限公司
经　　销：新华书店
开　　本：710×1000　1/16　印张：3
字　　数：34 千字
版　　次：2024 年 4 月第 1 版
印　　次：2024 年 6 月第 1 次印刷
标准书号：ISBN 978-7-117-34894-2
定　　价：35.00元
打击盗版举报电话：010-59787491　E-mail：WQ @ pmph.com
质量问题联系电话：010-59787234　E-mail：zhiliang @ pmph.com
数字融合服务电话：4001118166　E-mail：zengzhi @ pmph.com

52检